Start!

就從今天開始，每天30分鐘動起來！

規律運動的秘訣是什麼？將「運動」和「吃飯」放在同樣層級。我們只考慮「今天吃什麼？」而不問：「要不要吃飯？」運動同理。只要想「做什麼運動？」而不需傷腦筋：「要不要運動？」

每到週末，我就在行事曆規劃好下週運動內容，包括有氧和重訓安排，重訓通常以四至五個動作，做三至五輪，目標門檻低，實踐度就高。這也是本手帳設計的原型。

運動行事曆的設計納入世界衛生組織WHO對運動配置的建議，難度由淺入深。手帳設計以一週為例，之後可自行複製使用。最後提供一週空白表格與記錄例，熟悉記錄方式後，您就可以利用《自我計畫表》規劃運動行程，信手即可拈來。

村上春樹說：「人不是因為變老而停止跑步，而是因為停止跑步才開始變老。」中熟年規律運動好處多，擁有不錯的體態是附加價值，更重要的是——能保有肌力、肌耐力、心肺能力、柔軟度、靈活度、骨質密度，進而長保健康，提高中熟年生活品質。

每天抽出三十分鐘規律運動，就是追求健康最低成本的付出。

《事前準備事項》

開始運動前，
建議先準備好下列這些能幫助我們事半功倍的好工具～

完成請打 ✔

飲食準備

- ☐ 下載App-myfitnesspal
- ☐ 預先規劃與採買食材
- ☐ 料理秤
- ☐ 簡易烹飪工具鍋具（自由決定）

運動準備

- ☐ 瑜伽墊
- ☐ 高衝擊或中衝擊運動內衣
- ☐ 運動服裝
- ☐ 慢跑鞋
- ☐ 室內鞋（自由決定）
- ☐ 健身手套（自由決定）
- ☐ 全身鏡（自由決定）

記錄準備

- ☐ 體重計（含量測肌肉與體脂功能）
- ☐ 布捲尺

#《運動行事曆》

	第1～4週	第5～8週	第9～12週
週一	健身行程 1-1 燃燒器	健身行程 2-1 全身訓練	健身行程 3-1 下半身
週二	健走 30分鐘	健走 30分鐘	健走 30分鐘
週三	健身行程 1-1 燃燒器	健身行程 2-2 床上運動	健身行程 3-2 上半身與核心
週四	慢跑 30分鐘	慢跑 30分鐘	慢跑 30分鐘
週五	健身行程 1-1 燃燒器	健身行程 2-3 桌椅輔助	健身行程 3-3 下半身與拉
週六	慢跑 30分鐘	慢跑 30分鐘	慢跑 30分鐘
週日	休息	休息	休息

運動前暖身

運動後收操

有氧日

星期二 、 四 、 六採取有氧運動，除了健走與慢跑，
也可以進行游泳、騎腳踏車、競速飛輪、橢圓機等。
若不便外出健走或慢跑，
也可以選擇高強度間歇訓練HIIT居家運動行程。

HIIT入門篇	
HIIT進階篇	

重訓日

星期一、三 、五採取肌肉訓練，影片採取徒手自重健身，
如果家有啞鈴等重量設備，進行負重訓練更佳。

週次	健身行程	QR code
第1～4週	健身行程 1-1 燃燒器	
第5～8週	健身行程 2-1 全身訓練	
	健身行程 2-2 床上運動	
	健身行程 2-3 桌椅輔助	
第9～12週	健身行程 3-1 下半身	
	健身行程 3-2 上半身與核心	
	健身行程 3-3 下半身與拉	

《第一次自我紀錄》

日期：______年______月______日／星期______

空腹時量測紀錄

· 體重______公斤，算出BMI______。

· 體脂率______%，算出體脂為______公斤。

· 肌肉率______%，算出肌肉為______公斤。

· 腰圍______公分，臀圍______公分。

參考網站：BMI計算網站

熱量消耗計算

（A）基礎代謝BMR______大卡

（B）每日總熱量消耗TDEE______大卡

（C）TDEE x 0.75=______大卡

C值是否大於BMR？

☐ 是→太好了！我的目標攝取熱量為（C）

☐ 否→需增加活動量。

目標攝取熱量介於BMR______與TDEE______之間

參考網站：BMR與TDEE計算網站

基本體能

· 貼牆深蹲______秒

· 平板撐______秒

· 跪姿伏地挺身______下

拍照紀錄

備註：一個月記錄一次即可，請固定在早晨空腹時進行量測。

第1週

第＿＿天　　日期：＿＿年＿＿月＿＿日／星期一

■重訓日 □有氧日 □休息日

以下完成請打 ✔

□ 運動前暖身

□ 健身行程1-1燃燒器

共四個動作，每動作做30秒，休息30秒，
再換下個動作，共做三輪

動作❶ □ □ □
動作❷ □ □ □
動作❸ □ □ □
動作❹ □ □ □

□ 運動後收操

感覺難度，請依運動感覺打 ✔，以6至8分效果最佳。

1	2	3	4	5	6	7	8	9	10

小日記：請記錄改變的行為、心情或感覺。

第 1 週

第______天　　　　　日期：______年______月______日／星期二

☐重訓日 ■有氧日 ☐休息日

以下完成請打 ✔

☐ **晚餐後健走30分鐘**

小日記：請記錄改變的行為、心情或感覺。

1
2
3
4
5
6
7
8
9
10
11
12

第 1 週

第＿＿＿天　　　　　日期：＿＿＿年＿＿＿月＿＿＿日／星期三

■重訓日 □有氧日 □休息日

以下完成請打 ✔

□ 運動前暖身

□ 健身行程1-1燃燒器

共四個動作，每動作做40秒，休息20秒，
再換下個動作，共做四輪

動作❶ □ □ □ □
動作❷ □ □ □ □
動作❸ □ □ □ □
動作❹ □ □ □ □

□ 運動後收操

感覺難度，請依運動感覺打 ✔，以6至8分效果最佳。

1	2	3	4	5	6	7	8	9	10

小日記：請記錄改變的行為、心情或感覺。

第1週

第______天　　　　日期：______年______月______日／星期四

☐重訓日 ■有氧日 ☐休息日

以下完成請打 ✔

☐ 慢跑30分鐘

小日記：請記錄改變的行為、心情或感覺。

第1週

第＿＿＿天　　　　　日期：＿＿＿年＿＿＿月＿＿＿日／星期五

■重訓日 □有氧日 □休息日

以下完成請打 ✔

□ 運動前暖身

□ 健身行程1-1燃燒器

共四個動作，完成四個動作為一輪，共做五輪

動作❶10下 □ □ □ □ □
動作❷15下 □ □ □ □ □
動作❸10下 □ □ □ □ □
動作❹15下 □ □ □ □ □

□ 運動後收操

感覺難度，請依運動感覺打 ✔，以6至8分效果最佳。

1	2	3	4	5	6	7	8	9	10

小日記：請記錄改變的行為、心情或感覺。

第 1 週

第＿＿天　　　　日期：＿＿年＿＿月＿＿日／星期六

□重訓日 ■有氧日 □休息日

以下完成請打 ✔

□ 慢跑30分鐘

小日記：請記錄改變的行為、心情或感覺。

第 1 週

第＿＿天　　　　日期：＿＿年＿＿月＿＿日／星期日

□重訓日 □有氧日 ■休息日

以下完成請打 ✔

□ 晚餐飯後輕鬆走

小日記：請記錄改變的行為、心情或感覺。

第2週

第＿＿天　　　　日期：＿＿年＿＿月＿＿日／星期一

■重訓日 □有氧日 □休息日

以下完成請打 ✔

□ 運動前暖身

□ 健身行程1-1燃燒器

共四個動作，每動作做30秒，休息30秒，
再換下個動作，共做三輪

動作❶ □ □ □
動作❷ □ □ □
動作❸ □ □ □
動作❹ □ □ □

□ 運動後收操

感覺難度，請依運動感覺打 ✔，以6至8分效果最佳。

1	2	3	4	5	6	7	8	9	10

小日記：請記錄改變的行為、心情或感覺。

第＿＿＿天　　　　　日期：＿＿＿年＿＿＿月＿＿＿日／星期二

□重訓日 ■有氧日 □休息日

以下完成請打 ✔

□ 晚餐後健走30分鐘

小日記：請記錄改變的行為、心情或感覺。

1
2
3
4
5
6
7
8
9
10
11
12

第2週

第＿＿天　　　　日期：＿＿年＿＿月＿＿日／星期三

■重訓日 □有氧日 □休息日

以下完成請打 ✔

□ 運動前暖身

□ 健身行程1-1燃燒器

共四個動作，每動作做40秒，休息20秒，
再換下個動作，共做四輪

動作❶ □ □ □ □
動作❷ □ □ □ □
動作❸ □ □ □ □
動作❹ □ □ □ □

□ 運動後收操

感覺難度，請依運動感覺打 ✔，以6至8分效果最佳。

1	2	3	4	5	6	7	8	9	10

小日記：請記錄改變的行為、心情或感覺。

第 2 週

第_____天　　　　日期：_____年_____月_____日／星期四

□重訓日 ■有氧日 □休息日

以下完成請打 ✔

□ 慢跑30分鐘

小日記：請記錄改變的行為、心情或感覺。

1 2 3 4 5 6 7 8 9 10 11 12

第2週

第____天　　　　日期：____年____月____日／星期五

■重訓日 □有氧日 □休息日

以下完成請打✔

□ 運動前暖身

□ 健身行程1-1燃燒器

共四個動作，完成四個動作為一輪，共做五輪

動作❶10下 □□□□□
動作❷15下 □□□□□
動作❸10下 □□□□□
動作❹15下 □□□□□

□ 運動後收操

感覺難度，請依運動感覺打✔，以6至8分效果最佳。

1	2	3	4	5	6	7	8	9	10

小日記：請記錄改變的行為、心情或感覺。

第2週

第＿＿＿天　　　　日期：＿＿＿年＿＿＿月＿＿＿日／星期六

□重訓日 ■有氧日 □休息日

以下完成請打 ✔

□ 慢跑30分鐘

小日記：請記錄改變的行為、心情或感覺。

第2週

第＿＿＿天　　　　日期：＿＿＿年＿＿＿月＿＿＿日／星期日

□重訓日 □有氧日 ■休息日

以下完成請打 ✔

□ 晚餐飯後輕鬆走

小日記：請記錄改變的行為、心情或感覺。

第 3 週

第＿＿＿天　　　　　日期：＿＿＿年＿＿＿月＿＿＿日／星期一

■重訓日 □有氧日 □休息日

以下完成請打 ✔

□ 運動前暖身

□ 健身行程1-1燃燒器

共四個動作，每動作做30秒，休息30秒，
再換下個動作，共做三輪

動作❶ □ □ □
動作❷ □ □ □
動作❸ □ □ □
動作❹ □ □ □

□ 運動後收操

感覺難度，請依運動感覺打 ✔，以6至8分效果最佳。

1	2	3	4	5	6	7	8	9	10

小日記：請記錄改變的行為、心情或感覺。

第3週

第______天　　　　　日期：______年______月______日／星期二

□重訓日 ■有氧日 □休息日

以下完成請打✔

□ 晚餐後健走30分鐘

小日記：請記錄改變的行為、心情或感覺。

第3週

第______天　　　　　日期：______年______月______日／星期三

■重訓日　□有氧日　□休息日

以下完成請打 ✔

□ 運動前暖身

□ 健身行程1-1燃燒器

共四個動作，每動作做40秒，休息20秒，
再換下個動作，共做四輪

動作❶ □ □ □ □
動作❷ □ □ □ □
動作❸ □ □ □ □
動作❹ □ □ □ □

□ 運動後收操

感覺難度，請依運動感覺打 ✔，以6至8分效果最佳。

1	2	3	4	5	6	7	8	9	10

小日記：請記錄改變的行為、心情或感覺。

第3週

第＿＿＿天　　日期：＿＿＿年＿＿＿月＿＿＿日／星期四

□重訓日 ■有氧日 □休息日

以下完成請打✔

□ 慢跑30分鐘

小日記：請記錄改變的行為、心情或感覺。

第3週

第＿＿＿天　　　　日期：＿＿＿年＿＿＿月＿＿＿日／星期五

■重訓日 □有氧日 □休息日

以下完成請打 ✔

□ 運動前暖身

□ 健身行程1-1燃燒器

共四個動作，完成四個動作為一輪，共做五輪

動作❶10下 □□□□□

動作❷15下 □□□□□

動作❸10下 □□□□□

動作❹15下 □□□□□

□ 運動後收操

感覺難度，請依運動感覺打 ✔，以6至8分效果最佳。

1	2	3	4	5	6	7	8	9	10

小日記：請記錄改變的行為、心情或感覺。

第3週

第＿＿＿天　　　　　日期：＿＿＿年＿＿＿月＿＿＿日／星期六

□重訓日 ■有氧日 □休息日

以下完成請打✔

□ 慢跑30分鐘

小日記：請記錄改變的行為、心情或感覺。

第3週

第＿＿＿天　　　　　日期：＿＿＿年＿＿＿月＿＿＿日／星期日

□重訓日 □有氧日 ■休息日

以下完成請打✔

□ 晚餐飯後輕鬆走

小日記：請記錄改變的行為、心情或感覺。

第 4 週

第______天　　　　　　日期：______年______月______日／星期一

■重訓日　□有氧日　□休息日

以下完成請打 ✔

□ 運動前暖身

□ 健身行程1-1燃燒器

共四個動作，每動作做30秒，休息30秒，
再換下個動作，共做三輪

動作❶ □ □ □
動作❷ □ □ □
動作❸ □ □ □
動作❹ □ □ □

□ 運動後收操

感覺難度，請依運動感覺打 ✔，以6至8分效果最佳。

1	2	3	4	5	6	7	8	9	10

小日記：請記錄改變的行為、心情或感覺。

第4週

第______天　　　　　日期：______年______月______日／星期二

□重訓日 ■有氧日 □休息日

以下完成請打✔

□ 晚餐後健走30分鐘

小日記：請記錄改變的行為、心情或感覺。

第 4 週

第______天　　　　日期：______年______月______日／星期三

■重訓日 □有氧日 □休息日

以下完成請打 ✔

□ 運動前暖身

□ 健身行程1-1燃燒器

共四個動作，每動作做40秒，休息20秒，
再換下個動作，共做四輪

動作❶ □□□□
動作❷ □□□□
動作❸ □□□□
動作❹ □□□□

□ 運動後收操

感覺難度，請依運動感覺打 ✔，以6至8分效果最佳。

1	2	3	4	5	6	7	8	9	10

小日記：請記錄改變的行為、心情或感覺。

第______天　　　　　日期：______年______月______日／星期四

□重訓日 ■有氧日 □休息日

以下完成請打 ✔

□ 慢跑30分鐘

小日記：請記錄改變的行為、心情或感覺。

第4週

第＿＿天　　日期：＿＿年＿＿月＿＿日／星期五

■重訓日 □有氧日 □休息日

以下完成請打 ✔

□ 運動前暖身

□ 健身行程1-1燃燒器

共四個動作，完成四個動作為一輪，共做五輪

動作❶10下 □ □ □ □ □
動作❷15下 □ □ □ □ □
動作❸10下 □ □ □ □ □
動作❹15下 □ □ □ □ □

□ 運動後收操

感覺難度，請依運動感覺打 ✔，以6至8分效果最佳。

1	2	3	4	5	6	7	8	9	10

小日記：請記錄改變的行為、心情或感覺。

第4週

第＿＿＿天　　　　　　日期：＿＿＿年＿＿＿月＿＿＿日／星期六

□重訓日 ■有氧日 □休息日

以下完成請打 ✔

□ 慢跑30分鐘

小日記：請記錄改變的行為、心情或感覺。

第4週

第＿＿＿天　　　　　　日期：＿＿＿年＿＿＿月＿＿＿日／星期日

□重訓日 □有氧日 ■休息日

以下完成請打 ✔

□ 晚餐飯後輕鬆走

小日記：請記錄改變的行為、心情或感覺。

《第二次自我紀錄》

日期：______年______月______日／星期______

空腹時量測紀錄

· 體重______公斤，算出BMI______。

· 體脂率______%，算出體脂為______公斤。

· 肌肉率______%，算出肌肉為______公斤。

· 腰圍______公分，臀圍______公分。

參考網站：BMI計算網站

熱量消耗計算

（A）基礎代謝BMR______大卡

（B）每日總熱量消耗TDEE______大卡

（C）TDEE x 0.75=______大卡

C值是否大於BMR？

☐ 是→太好了！我的目標攝取熱量為（C）

☐ 否→需增加活動量。
目標攝取熱量介於BMR______與TDEE______之間

參考網站：BMR與TDEE計算網站

恭喜您堅持了四週！

先別急著用美食犒賞自己，請雙手環抱自己的肩膀，給自己愛的抱抱，

跟自己說：「我好棒！明天我要繼續下去， 我想看見自己的變化。」

基本體能

· 貼牆深蹲______秒

· 平板撐______秒

· 跪姿伏地挺身______下

拍照紀錄

備註：一個月記錄一次即可，請固定在早晨空腹時進行量測。

第 5 週

第＿＿＿天　　　　　日期：＿＿＿年＿＿＿月＿＿＿日／星期一

■重訓日 □有氧日 □休息日

以下完成請打 ✔

□ 運動前暖身

□ 健身行程2-1全身訓練

每個動作做30至45秒，連續做完5個動作，
休息2分鐘，再做下一輪。共做五輪。

動作❶ □□□□□ 動作❹ □□□□□
動作❷ □□□□□ 動作❺ □□□□□
動作❸ □□□□□

□ 運動後收操

感覺難度，請依運動感覺打 ✔，以6至8分效果最佳。

1	2	3	4	5	6	7	8	9	10

小日記：請記錄改變的行為、心情或感覺。

第 5 週

第______天　　　　　　日期：______年______月______日／星期二

☐重訓日 ■有氧日 ☐休息日

以下完成請打 ✔

☐ 晚餐後健走30分鐘

小日記：請記錄改變的行為、心情或感覺。

1
2
3
4
5
6
7
8
9
10
11
12

第5週

第＿＿天　　　　日期：＿＿年＿＿月＿＿日／星期三

■重訓日 □有氧日 □休息日

以下完成請打✔

□ 運動前暖身

□ 健身行程2-2床上運動

- □鳥狗
- □臀橋或單腿臀橋
- □俄式旋轉
- □降腿運動
- □臀部交互旋轉
- □交叉降腿
- □側平板撐
- □側抬腿
- □蜘蛛式平板撐

□ 運動後收操

感覺難度，請依運動感覺打✔，以6至8分效果最佳。

1	2	3	4	5	6	7	8	9	10

小日記：請記錄改變的行為、心情或感覺。

第______天　　　　　日期：______年______月______日／星期四

□重訓日 ■有氧日 □休息日

以下完成請打 ✔

□ 慢跑30分鐘

小日記：請記錄改變的行為、心情或感覺。

第 5 週

第______天　　　　日期：______年______月______日／星期五

■重訓日 □有氧日 □休息日

以下完成請打 ✔

□ 運動前暖身

□ 健身行程2-3桌椅輔助肌肉訓練

共四個動作，每動作做30秒，
休息30秒，做五回合。

輔助深蹲 □□□□□
輔助伏地挺身 □□□□□
輔助軍式推舉或板凳撐體 □□□□□
輔助拉的練習 □□□□□

□ 運動後收操

感覺難度，請依運動感覺打 ✔，以6至8分效果最佳。

1	2	3	4	5	6	7	8	9	10

小日記：請記錄改變的行為、心情或感覺。

第 5 週

第______天　　　　　　日期：______年______月______日／星期六

□重訓日 ■有氧日 □休息日

以下完成請打 ✔

□ 慢跑30分鐘

小日記：請記錄改變的行為、心情或感覺。

第 5 週

第______天　　　　　　日期：______年______月______日／星期日

□重訓日 □有氧日 ■休息日

以下完成請打 ✔

□ 晚餐飯後輕鬆走

小日記：請記錄改變的行為、心情或感覺。

第6週

第______天　　　　　日期：______年______月______日／星期一

■重訓日 □有氧日 □休息日

以下完成請打✔

□ 運動前暖身

□ 健身行程2-1全身訓練

每個動作做30至45秒，連續做完5個動作，
休息2分鐘，再做下一輪。共做五輪。

動作❶ □□□□□　動作❹ □□□□□
動作❷ □□□□□　動作❺ □□□□□
動作❸ □□□□□

□ 運動後收操

感覺難度，請依運動感覺打✔，以6至8分效果最佳。

1	2	3	4	5	6	7	8	9	10

小日記：請記錄改變的行為、心情或感覺。

第6週

第______天　　　　　日期：______年______月______日／星期二

□重訓日 ■有氧日 □休息日

以下完成請打 ✔

□ 晚餐後健走30分鐘

小日記：請記錄改變的行為、心情或感覺。

1 2 3 4 5 6 7 8 9 10 11 12

第 6 週

第______天　　　　　日期：______年______月______日／星期三

■重訓日　□有氧日　□休息日

以下完成請打 ✔

□ 運動前暖身

□ 健身行程2-2床上運動

□鳥狗　　　　　　　□交叉降腿
□臀橋或單腿臀橋　　□側平板撐
□俄式旋轉　　　　　□側抬腿
□降腿運動　　　　　□蜘蛛式平板撐
□臀部交互旋轉

□ 運動後收操

感覺難度，請依運動感覺打 ✔，以6至8分效果最佳。

1	2	3	4	5	6	7	8	9	10

小日記：請記錄改變的行為、心情或感覺。

第6週

第______天　　　　　日期：______年______月______日／星期四

□重訓日 ■有氧日 □休息日

以下完成請打 ✔

□ 慢跑30分鐘

小日記：請記錄改變的行為、心情或感覺。

第6週

第＿＿天　　　　日期：＿＿年＿＿月＿＿日／星期五

■重訓日　□有氧日　□休息日

以下完成請打 ✔

□ **運動前暖身**

□ **健身行程2-3桌椅輔助肌肉訓練**

共四個動作，每動作做30秒，
休息30秒，做五回合。

輔助深蹲 □□□□□
輔助伏地挺身 □□□□□
輔助軍式推舉或板凳撐體 □□□□□
輔助拉的練習 □□□□□

□ **運動後收操**

感覺難度，請依運動感覺打 ✔，以6至8分效果最佳。

1	2	3	4	5	6	7	8	9	10

小日記：請記錄改變的行為、心情或感覺。

第6週

第＿＿天　　日期：＿＿年＿＿月＿＿日／星期六

□重訓日 ■有氧日 □休息日

以下完成請打✔

□ 慢跑30分鐘

小日記：請記錄改變的行為、心情或感覺。

第6週

第＿＿天　　日期：＿＿年＿＿月＿＿日／星期日

□重訓日 □有氧日 ■休息日

以下完成請打✔

□ 晚餐飯後輕鬆走

小日記：請記錄改變的行為、心情或感覺。

第 7 週

第______天　　日期：______年______月______日／星期一

■重訓日 □有氧日 □休息日

以下完成請打 ✔

□ 運動前暖身

□ 健身行程2-1全身訓練

每個動作做30至45秒，連續做完5個動作，
休息2分鐘，再做下一輪。共做五輪。

動作❶ □□□□□　動作❹ □□□□□
動作❷ □□□□□　動作❺ □□□□□
動作❸ □□□□□

□ 運動後收操

感覺難度，請依運動感覺打 ✔，以6至8分效果最佳。

1	2	3	4	5	6	7	8	9	10

小日記：請記錄改變的行為、心情或感覺。

第 7 週

第＿＿＿天　　　　　　日期：＿＿＿年＿＿＿月＿＿＿日／星期二

□重訓日 ■有氧日 □休息日

以下完成請打 ✔

□ 晚餐後健走30分鐘

小日記：請記錄改變的行為、心情或感覺。

1 2 3 4 5 6 7 8 9 10 11 12

第7週

第＿＿＿天　　　　　　日期：＿＿＿年＿＿＿月＿＿＿日／星期三

■重訓日　☐有氧日　☐休息日

以下完成請打✔

☐ 運動前暖身

☐ 健身行程2-2床上運動

☐鳥狗　☐交叉降腿
☐臀橋或單腿臀橋　☐側平板撐
☐俄式旋轉　☐側抬腿
☐降腿運動　☐蜘蛛式平板撐
☐臀部交互旋轉

☐ 運動後收操

感覺難度，請依運動感覺打✔，以6至8分效果最佳。

1	2	3	4	5	6	7	8	9	10

小日記：請記錄改變的行為、心情或感覺。

第 7 週

第______天　　　　　日期：______年______月______日／星期四

□重訓日 ■有氧日 □休息日

以下完成請打 ✔

□ 慢跑30分鐘

小日記：請記錄改變的行為、心情或感覺。

1 2 3 4 5 6 7 8 9 10 11 12

第7週

第______天　　　　　日期：______年______月______日／星期五

■重訓日 □有氧日 □休息日

以下完成請打 ✔

□ 運動前暖身

□ 健身行程2-3桌椅輔助肌肉訓練

共四個動作，每動作做30秒，
休息30秒，做五回合。

輔助深蹲 □□□□□
輔助伏地挺身 □□□□□
輔助軍式推舉或板凳撐體 □□□□□
輔助拉的練習 □□□□□

□ 運動後收操

感覺難度，請依運動感覺打 ✔，以6至8分效果最佳。

1	2	3	4	5	6	7	8	9	10

小日記：請記錄改變的行為、心情或感覺。

第 7 週

第______天　　　　　　日期：______年______月______日／星期六

□重訓日 ■有氧日 □休息日

以下完成請打 ✔

□ 慢跑30分鐘

小日記：請記錄改變的行為、心情或感覺。

____

____

第 7 週

第______天　　　　　　日期：______年______月______日／星期日

□重訓日 □有氧日 ■休息日

以下完成請打 ✔

□ 晚餐飯後輕鬆走

小日記：請記錄改變的行為、心情或感覺。

____

____

第8週

第＿＿天　　　　日期：＿＿年＿＿月＿＿日／星期一

■重訓日 □有氧日 □休息日

以下完成請打✔

□ 運動前暖身

□ 健身行程2-1全身訓練

每個動作做30至45秒，連續做完5個動作，
休息2分鐘，再做下一輪。共做五輪。

動作❶ □□□□□ 動作❹ □□□□□
動作❷ □□□□□ 動作❺ □□□□□
動作❸ □□□□□

□ 運動後收操

感覺難度，請依運動感覺打✔，以6至8分效果最佳。

1	2	3	4	5	6	7	8	9	10

小日記：請記錄改變的行為、心情或感覺。

第 8 週

第______天　　　　　日期：______年______月______日／星期二

□重訓日 ■有氧日 □休息日

以下完成請打 ✔

□ 晚餐後健走30分鐘

小日記：請記錄改變的行為、心情或感覺。

1
2
3
4
5
6
7
8
9
10
11
12

第 8 週

第＿＿天　　　日期：＿＿年＿＿月＿＿日／星期三

■重訓日 □有氧日 □休息日

以下完成請打 ✔

□ 運動前暖身

□ 健身行程2-2床上運動

- □鳥狗
- □臀橋或單腿臀橋
- □俄式旋轉
- □降腿運動
- □臀部交互旋轉
- □交叉降腿
- □側平板撐
- □側抬腿
- □蜘蛛式平板撐

□ 運動後收操

感覺難度，請依運動感覺打 ✔，以6至8分效果最佳。

1	2	3	4	5	6	7	8	9	10

小日記：請記錄改變的行為、心情或感覺。

第8週

第＿＿＿天　　　　　日期：＿＿＿年＿＿＿月＿＿＿日／星期四

□重訓日 ■有氧日 □休息日

以下完成請打✔

□ 慢跑30分鐘

小日記：請記錄改變的行為、心情或感覺。

1 2 3 4 5 6 7 8 9 10 11 12

第 8 週

第______天　　　　　日期：______年______月______日／星期五

■重訓日　□有氧日　□休息日

以下完成請打 ✔

□ 運動前暖身

□ 健身行程2-3桌椅輔助肌肉訓練

共四個動作，每動作做30秒，
休息30秒，做五回合。

輔助深蹲 □□□□□
輔助伏地挺身 □□□□□
輔助軍式推舉或板凳撐體 □□□□□
輔助拉的練習 □□□□□

□ 運動後收操

感覺難度，請依運動感覺打 ✔，以6至8分效果最佳。

1	2	3	4	5	6	7	8	9	10

小日記：請記錄改變的行為、心情或感覺。

第 8 週

第＿＿＿天　　　　日期：＿＿＿年＿＿＿月＿＿＿日／星期六

□重訓日 ■有氧日 □休息日

以下完成請打 ✔

□ 慢跑30分鐘

小日記：請記錄改變的行為、心情或感覺。

第 8 週

第＿＿＿天　　　　日期：＿＿＿年＿＿＿月＿＿＿日／星期日

□重訓日 □有氧日 ■休息日

以下完成請打 ✔

□ 晚餐飯後輕鬆走

小日記：請記錄改變的行為、心情或感覺。

《第三次自我紀錄》

日期：______年______月______日／星期______

空腹時量測紀錄

· 體重______公斤，算出BMI______。

· 體脂率______%，算出體脂為______公斤。

· 肌肉率______%，算出肌肉為______公斤。

· 腰圍______公分，臀圍______公分。

參考網站：BMI計算網站

熱量消耗計算

（A）基礎代謝BMR______大卡

（B）每日總熱量消耗TDEE______大卡

（C）TDEE x 0.75=______大卡

C值是否大於BMR？

□ 是→太好了！我的目標攝取熱量為（C）

□ 否→需增加活動量。
目標攝取熱量介於BMR______與TDEE______之間

參考網站：BMR與TDEE計算網站

恭喜您堅持了八週！

這時應該看得見自己稍微變結實，感覺到體能進步了。

別再用大餐敷衍獎勵自己，買一件喜歡的品牌運動背心當禮物，

激勵自己：「我一定會告別蝴蝶袖！」

基本體能

· 貼牆深蹲______秒

· 平板撐______秒

· 跪姿伏地挺身______下

拍照紀錄

備註：一個月記錄一次即可，請固定在早晨空腹時進行量測。

第9週

第＿＿天　　日期：＿＿年＿＿月＿＿日／星期一

■重訓日 □有氧日 □休息日

以下完成請打 ✔

□ 運動前暖身

□ 健身行程3-1下半身訓練

四個動作，共做五輪。

弓箭步 10至12下 □□□□□

踏階每邊10下 □□□□□

臀橋 10至12下 □□□□□

單腳小腿上提每邊10至12下 □□□□□

□ 運動後收操

感覺難度，請依運動感覺打 ✔，以6至8分效果最佳。

1	2	3	4	5	6	7	8	9	10

小日記：請記錄改變的行為、心情或感覺。

第9週

第______天　　　　　　日期：______年______月______日／星期二

□重訓日 ■有氧日 □休息日

以下完成請打 ✔

□ **晚餐後健走30分鐘**

小日記：請記錄改變的行為、心情或感覺。

第9週

第＿＿天　　　日期：＿＿年＿＿月＿＿日／星期三

■重訓日　□有氧日　□休息日

以下完成請打✔

□ 運動前暖身

□ 健身行程3-2上半身與核心訓練

四個動作，每動作做15下，做三輪。

輔助伏地挺身　□□□
軍式推舉　□□□
毛毛蟲爬　□□□
翻轉平板撐　□□□

□ 運動後收操

感覺難度，請依運動感覺打✔，以6至8分效果最佳。

1	2	3	4	5	6	7	8	9	10

小日記：請記錄改變的行為、心情或感覺。

第______天　　　　　日期：______年______月______日／星期四

□重訓日 ■有氧日 □休息日

以下完成請打 ✔

□ 慢跑30分鐘

小日記：請記錄改變的行為、心情或感覺。

第 9 週

第______天　　　　　　日期：______年______月______日／星期五

■重訓日 □有氧日 □休息日

以下完成請打 ✔

□ 運動前暖身

□ 健身行程3-3下半身與拉訓練

共五個動作，做五輪。

深蹲15下 □□□□□
羅馬尼亞硬舉15下 □□□□□
單臂划船每邊15下 □□□□□
輔助引體向上12下 □□□□□
前彎舉每邊15下 □□□□□

□ 運動後收操

感覺難度，請依運動感覺打 ✔，以6至8分效果最佳。

1	2	3	4	5	6	7	8	9	10

小日記：請記錄改變的行為、心情或感覺。

第9週

第______天　　日期：______年______月______日／星期六

□重訓日 ■有氧日 □休息日

以下完成請打 ✔

□ 慢跑30分鐘

小日記：請記錄改變的行為、心情或感覺。

____

____

第9週

第______天　　日期：______年______月______日／星期日

□重訓日 □有氧日 ■休息日

以下完成請打 ✔

□ 晚餐飯後輕鬆走

小日記：請記錄改變的行為、心情或感覺。

____

____

第10週

第＿＿＿天　　　　　日期：＿＿＿年＿＿＿月＿＿＿日／星期一

■重訓日　□有氧日　□休息日

以下完成請打 ✔

□ 運動前暖身

□ 健身行程3-1下半身訓練

四個動作，共做五輪。

弓箭步 10至12下　□□□□□

踏階每邊10下　□□□□□

臀橋 10至12下　□□□□□

單腳小腿上提每邊10至12下　□□□□□

□ 運動後收操

感覺難度，請依運動感覺打 ✔，以6至8分效果最佳。

1	2	3	4	5	6	7	8	9	10

小日記：請記錄改變的行為、心情或感覺。

第______天　　　　　日期：______年______月______日／星期二

□重訓日 ■有氧日 □休息日

以下完成請打 ✔

□ 晚餐後健走30分鐘

小日記：請記錄改變的行為、心情或感覺。

第10週

第＿＿天　　　　日期：＿＿年＿＿月＿＿日／星期三

■重訓日　□有氧日　□休息日

以下完成請打 ✔

□ 運動前暖身

□ 健身行程3-2上半身與核心訓練

四個動作，每動作做15下，做三輪。

輔助伏地挺身　□□□
軍式推舉　□□□
毛毛蟲爬　□□□
翻轉平板撐　□□□

□ 運動後收操

感覺難度，請依運動感覺打 ✔，以6至8分效果最佳。

1	2	3	4	5	6	7	8	9	10

小日記：請記錄改變的行為、心情或感覺。

第10週

第______天　　　　　　日期：______年______月______日／星期四

☐重訓日 ■有氧日 ☐休息日

以下完成請打 ✔

☐ 慢跑30分鐘

小日記：請記錄改變的行為、心情或感覺。

第 10 週

第______天　　　　　　日期：______年______月______日／星期五

■重訓日 □有氧日 □休息日

以下完成請打 ✔

□ 運動前暖身

□ 健身行程3-3下半身與拉訓練

共五個動作，做五輪。

深蹲15下	□□□□□
羅馬尼亞硬舉15下	□□□□□
單臂划船每邊15下	□□□□□
輔助引體向上12下	□□□□□
前彎舉每邊15下	□□□□□

□ 運動後收操

感覺難度，請依運動感覺打 ✔，以6至8分效果最佳。

1	2	3	4	5	6	7	8	9	10

小日記：請記錄改變的行為、心情或感覺。

第10週

第＿＿天　日期：＿＿年＿＿月＿＿日／星期六

☐重訓日 ■有氧日 ☐休息日

以下完成請打 ✔

☐ 慢跑30分鐘

小日記：請記錄改變的行為、心情或感覺。

第10週

第＿＿天　日期：＿＿年＿＿月＿＿日／星期日

☐重訓日 ☐有氧日 ■休息日

以下完成請打 ✔

☐ 晚餐飯後輕鬆走

小日記：請記錄改變的行為、心情或感覺。

第 11 週

第______天　　　　　日期：______年______月______日／星期一

■重訓日　□有氧日　□休息日

以下完成請打 ✔

□ 運動前暖身

□ 健身行程3-1下半身訓練

四個動作，共做五輪。

弓箭步 10至12下　□□□□□
踏階每邊10下　□□□□□
臀橋 10至12下　□□□□□
單腳小腿上提每邊10至12下　□□□□□

□ 運動後收操

感覺難度，請依運動感覺打 ✔，以6至8分效果最佳。

1	2	3	4	5	6	7	8	9	10

小日記：請記錄改變的行為、心情或感覺。

第＿＿＿天　　　　　　日期：＿＿＿年＿＿＿月＿＿＿日／星期二

□重訓日 ■有氧日 □休息日

以下完成請打✔

□ 晚餐後健走30分鐘

小日記：請記錄改變的行為、心情或感覺。

第 11 週

第＿＿＿天　　　　日期：＿＿＿年＿＿＿月＿＿＿日／星期三

■重訓日　□有氧日　□休息日

以下完成請打 ✔

□ 運動前暖身

□ 健身行程3-2上半身與核心訓練

四個動作，每動作做15下，做三輪。

輔助伏地挺身　□□□
軍式推舉　□□□
毛毛蟲爬　□□□
翻轉平板撐　□□□

□ 運動後收操

感覺難度，請依運動感覺打 ✔，以6至8分效果最佳。

1	2	3	4	5	6	7	8	9	10

小日記：請記錄改變的行為、心情或感覺。

第 11 週

第______天　　　　　日期：______年______月______日／星期四

□重訓日 ■有氧日 □休息日

以下完成請打 ✔

□ 慢跑30分鐘

小日記：請記錄改變的行為、心情或感覺。

1 2 3 4 5 6 7 8 9 10 11 12

第11週

第＿＿＿天　　　　日期：＿＿＿年＿＿＿月＿＿＿日／星期五

■重訓日　□有氧日　□休息日

以下完成請打✔

□ **運動前暖身**

□ **健身行程3-3下半身與拉訓練**

共五個動作，做五輪。

深蹲15下　□□□□□
羅馬尼亞硬舉15下　□□□□□
單臂划船每邊15下　□□□□□
輔助引體向上12下　□□□□□
前彎舉每邊15下　□□□□□

□ **運動後收操**

感覺難度，請依運動感覺打✔，以6至8分效果最佳。

1	2	3	4	5	6	7	8	9	10

小日記：請記錄改變的行為、心情或感覺。

第11週

第＿＿＿天　　　日期：＿＿＿年＿＿＿月＿＿＿日／星期六

☐重訓日 ■有氧日 ☐休息日

以下完成請打✔

☐ 慢跑30分鐘

小日記：請記錄改變的行為、心情或感覺。

第11週

第＿＿＿天　　　日期：＿＿＿年＿＿＿月＿＿＿日／星期日

☐重訓日 ☐有氧日 ■休息日

以下完成請打✔

☐ 晚餐飯後輕鬆走

小日記：請記錄改變的行為、心情或感覺。

第12週

第______天　　　　日期：______年______月______日／星期一

■重訓日 □有氧日 □休息日

以下完成請打 ✔

□ 運動前暖身

□ 健身行程3-1下半身訓練

四個動作，共做五輪。

弓箭步 10至12下 □□□□□
踏階每邊10下 □□□□□
臀橋 10至12下 □□□□□
單腳小腿上提每邊10至12下 □□□□□

□ 運動後收操

感覺難度，請依運動感覺打 ✔，以6至8分效果最佳。

1	2	3	4	5	6	7	8	9	10

小日記：請記錄改變的行為、心情或感覺。

第 12 週

第______天　　　　　　日期：______年______月______日／星期二

☐重訓日 ■有氧日 ☐休息日

以下完成請打 ✔

☐ **晚餐後健走30分鐘**

小日記：請記錄改變的行為、心情或感覺。

1 2 3 4 5 6 7 8 9 10 11 12

第12週

第______天　　　　日期：______年______月______日／星期三

■重訓日　□有氧日　□休息日

以下完成請打 ✔

□ 運動前暖身

□ 健身行程3-2上半身與核心訓練

四個動作，每動作做15下，做三輪。

輔助伏地挺身　□□□
軍式推舉　□□□
毛毛蟲爬　□□□
翻轉平板撐　□□□

□ 運動後收操

感覺難度，請依運動感覺打 ✔，以6至8分效果最佳。

1	2	3	4	5	6	7	8	9	10

小日記：請記錄改變的行為、心情或感覺。

第 12 週

第______天　　　　　日期：______年______月______日／星期四

☐重訓日 ■有氧日 ☐休息日

以下完成請打 ✔

☐ 慢跑30分鐘

小日記：請記錄改變的行為、心情或感覺。

第12週

第＿＿天　　日期：＿＿年＿＿月＿＿日／星期五

■重訓日 □有氧日 □休息日

以下完成請打 ✔

□ 運動前暖身

□ 健身行程3-3下半身與拉訓練

共五個動作，做五輪。

深蹲15下 □□□□□

羅馬尼亞硬舉15下 □□□□□

單臂划船每邊15下 □□□□□

輔助引體向上12下 □□□□□

前彎舉每邊15下 □□□□□

□ 運動後收操

感覺難度，請依運動感覺打 ✔，以6至8分效果最佳。

1	2	3	4	5	6	7	8	9	10

小日記：請記錄改變的行為、心情或感覺。

第 12 週

第______天　　　　　　日期：______年______月______日／星期六

□重訓日 ■有氧日 □休息日

以下完成請打 ✔

□ 慢跑30分鐘

小日記：請記錄改變的行為、心情或感覺。

____

____

第 12 週

第______天　　　　　　日期：______年______月______日／星期日

□重訓日 □有氧日 ■休息日

以下完成請打 ✔

□ 晚餐飯後輕鬆走

小日記：請記錄改變的行為、心情或感覺。

____

____

《第四次自我紀錄》

日期：______年______月______日／星期______

空腹時量測紀錄

- 體重______公斤，算出BMI______。
- 體脂率______%，算出體脂為______公斤。
- 肌肉率______%，算出肌肉為______公斤。
- 腰圍______公分，臀圍______公分。

參考網站：BMI計算網站

熱量消耗計算

（A）基礎代謝BMR______大卡

（B）每日總熱量消耗TDEE______大卡

（C）TDEE x 0.75=______大卡

C值是否大於BMR？

☐ 是→太好了！我的目標攝取熱量為（C）

☐ 否→需增加活動量。
目標攝取熱量介於BMR______與TDEE______之間

參考網站：BMR與TDEE計算網站

恭喜您堅持了12週！買一組啞鈴給自己當禮物吧！

學了這麼多徒手健身動作，不繼續練就太可惜了，

利用下一頁的《自我計畫表》幫自己規劃下一週運動行程。

基本體能

- 貼牆深蹲______秒
- 平板撐______秒
- 跪姿伏地挺身______下

拍照紀錄

側面照

備註：一個月記錄一次即可，請固定在早晨空腹時進行量測。

《自我計畫表》

熟悉運動週期後，
可以開始規劃更適合個人身體需求的運動計畫表了～
下列是為一週的範例計畫，以及兩週空白的計畫表格，
試著當自己的最佳教練和陪練員吧！

《自我計畫表》範例

無氧						有氧		
	訓練部位	訓練動作	重量	次數	組數		運動方式	時間
星期一	下半身	1.深蹲 2.弓箭步 3.羅馬尼亞硬舉 4.臀推	40磅 40磅 80磅 40磅	10 10 10 10	3 3 3 3	星期二	健走	30分鐘
星期三	上半身與核心	1.臥推 2.肩推 3.側平舉 4.三頭肌後拉 5.降腿運動	40磅 40磅 每邊10磅 20磅 無	10 10 10 10 15	3 3 3 3 3	星期四	慢跑	30分鐘
星期五	下半身與拉	1.硬舉 2.踏階 3.反手引體向上 4.划船 5.前彎舉	80磅 40磅 輔助65磅 每邊20磅 每邊10磅	10 10 10 10 10	3 3 3 3 3	星期六	慢跑	30分鐘

《自我計畫表》我的規劃一

無氧						有氧		
	訓練部位	訓練動作	重量	次數	組數		運動方式	時間
星期一						星期二		
星期三						星期四		
星期五						星期六		

《自我計畫表》我的規劃二

<table>
<tr><th colspan="6">無氧</th><th colspan="3">有氧</th></tr>
<tr><th></th><th>訓練部位</th><th>訓練動作</th><th>重量</th><th>次數</th><th>組數</th><th></th><th>運動方式</th><th>時間</th></tr>
<tr><td>星期一</td><td></td><td></td><td></td><td></td><td></td><td rowspan="2">星期三</td><td rowspan="2"></td><td rowspan="2"></td></tr>
<tr><td>星期二</td><td></td><td></td><td></td><td></td><td></td></tr>
<tr><td>星期四</td><td></td><td></td><td></td><td></td><td></td><td rowspan="2">星期六</td><td rowspan="2"></td><td rowspan="2"></td></tr>
<tr><td>星期五</td><td></td><td></td><td></td><td></td><td></td></tr>
</table>